AF250698

RÉPONSE

AU

RAPPORT DE M. M.-C. MERLAND,

Secrétaire du Comité central de vaccine de Bourbon-Vendée,
année 1843;

PAR

LE DOCTEUR PROSPER HULLIN,

DE MORTAGNE – VENDÉE,

Membre correspondant de l'Académie royale de médecine de Paris,
de la Société de médecine d'Angers,
de la Société royale académique de Nantes, etc.

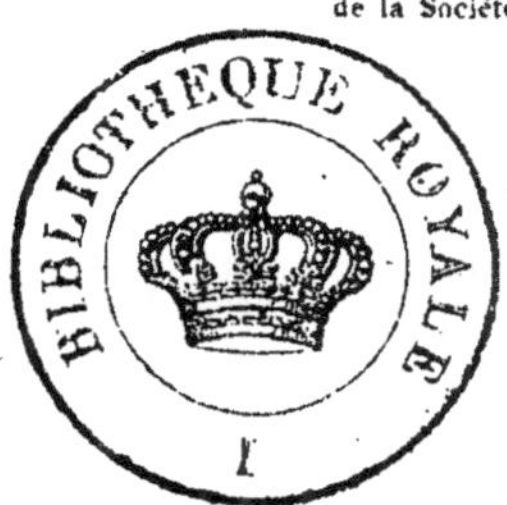

PARIS.

IMPRIMERIE DE L. MARTINET,
RUE JACOB, 30.

1847

RÉPONSE

AU

RAPPORT DE M. M.-C. MERLAND,

Secrétaire du Comité central de vaccine de Bourbon-Vendée,
année 1846 (1).

J'ai naturellement peu de goût pour la polémique : elle n'est ni dans mes habitudes ni dans mon tour d'esprit; et d'ailleurs, tout entier à une nombreuse clientèle, j'ai regret aux moments que je lui dérobe. Mais j'ai été attaqué, je dois me défendre; c'est donc malgré moi que j'engage cette discussion avec un confrère toujours prêt à s'ériger en censeur de mes opinions et de ma personne. Toutefois, si je me laisse entraîner par son exemple, je ne l'imiterai pas : les personnalités, les épigrammes, et même les bons mots, ne servent à rien qu'à dissimuler la faiblesse de la cause qu'on défend.

(1) Ce rapport est inséré au *Recueil des actes administratifs de la préfecture de la Vendée*, n° 27, page 185, année 1846.

4

J'extrairai du rapport de M. le secrétaire les points qui m'intéressent et qui nous divisent ; et pour être plus fidèle dans mes citations, je lui emprunterai sa rédaction, quand cependant elle ne sera pas trop longue :

1° Je lis à la page 188 du rapport : « En 1844, » le cowpox fut découvert... M. Hullin ne fut pas » des derniers à s'en procurer. Le résultat de ses » expériences fit remarquer à ce médecin, que » l'inoculation de ce cowpox était loin de présenter » les phénomènes de réaction qu'avait présentés » le cowpox de 1836, inoculé au moment de sa » découverte... M. Hullin professe que l'efficacité » du vaccin est en raison directe de son énergie; » qu'il s'affaiblit par ses nombreuses transmis- » sions, et que, pour l'avoir dans toute sa force, il » faut remonter à sa source.

» Or, messieurs, dans ce cas, le cowpox ne » donna que des phénomènes de réaction ordi- » naire; j'étais donc autorisé à dire que ce fait » était loin de venir à l'appui de la doctrine de » M. Hullin; j'aurais déclaré qu'il lui était con- » traire, que je ne me serais pas trop avancé. »

Non, ces faits n'ont point changé mes opinions ; je pense toujours que le vaccin le plus actif est aussi le plus efficace ; seulement la découverte de 1844 nous a appris une chose qu'on ne savait pas : c'est que la nature ne fait pas toujours le cowpox également énergique. Mais je persiste toujours à dire que le plus puissant est le meilleur. Ainsi, placé entre le cowpox de 1836 et celui de 1844, je n'hésiterais pas à donner la préférence au premier. M. Merland a donc tort, s'il croit encore que mes opinions souffrent en quoi que ce soit des effets du cowpox de 1844. J'ai vu ces effets, je les ai dits tels que je les ai vus, et si je leur ai cherché une explication dans l'analogie de la variole avec la vaccine, cette explication ne touche aucunement à mes principes.

2° M. le secrétaire ne s'est pas contenté de mon explication : « Je n'aime pas, dit-il, ces » raisonnements qui ne reposent que sur des » conjectures ou des analogies de ressemblance ; » non pas que je veuille proscrire d'une ma- » nière absolue l'analogie de la logique : l'ana- » logie, surtout si elle est fondée sur des rapports » des causes aux effets et des effets aux causes, » peut devenir, dans certains cas, sinon une dé- » monstration, *res certa judicandi*, du moins une

» présomption approchant de l'évidence... Toutes
» les doctrines ont eu pour prétention, souvent
» mal justifiée, de se baser sur des vérités palpa-
» bles, évidentes, sur des vérités à l'état d'axiome.
» Quand donc on aspire, comme M. Hullin, à être
» chef d'école; quand on dit : Ma doctrine; il ne
» faut pas appuyer cette doctrine seulement sur
» une analogie de ressemblance. »

M. Merland n'aime pas les raisonnements fondés
sur l'analogie, il en est le maître; et cependant, à
défaut de l'observation directe, d'où tirerez-vous
vos lumières, si ce n'est de l'analogie? L'essentiel
est de ne comparer que des choses similaires. Or,
fut-il jamais deux éruptions plus rapprochées l'une
de l'autre que la vaccine et la variole? Cette ressemblance est telle qu'il n'y a pas l'ombre de différence entre la pustule vaccinale et la pustule de
la variole inoculée; et cette remarque, je ne l'ai
pas faite le premier, je l'emprunte à Jenner, dont
sans doute on ne récusera pas l'autorité.

M. Merland invoque, contre l'autorité de M. de
Chavagnes, l'autorité de Condillac, dont il cite ce
passage : « Les conjectures sont entre l'évidence
» et l'analogie, qui n'est souvent elle-même qu'une
» faible conjecture; il faut donc distinguer dans

» l'analogie plusieurs degrés. » Et plus loin : « La » plus faible analogie est fondée sur un rapport de » ressemblance. »

Si M. Merland avait cité la page où il a pris ces paroles, il me serait plus facile d'apprécier la justesse de l'application qu'il en fait. A quelle occasion Condillac parle-t-il ainsi de l'analogie? Est-ce des objets physiques ou des objets métaphysiques? M. de Chavagnes a fait à cet égard une distinction que M. Merland peut rejeter ; mais Condillac ne serait pas si difficile. Voici ce que dit M. de Chavagnes (1).

« De prétendus rapports entre le certain et l'in-» certain ne peuvent fournir aucune lumière ; aussi » j'avoue qu'en métaphysique, rien n'est plus in-» signifiant que l'analogie ; mais en physiologie, » où tous les objets comparés sont également cer-» tains, l'analogie, confirmée par des faits, doit » être regardée comme une preuve suffisante : » possesseur de quelques os d'un fossile, Cuvier » en devine tout le squelette.

» Qu'on retranche des moyens thérapeutiques

______

(1) M. Duveau de Chavagnes est un savant de mon pays, qui m'inspire la plus grande confiance ; je lui soumis le Rapport de 1845 de M. Merland, et je reproduis ici un extrait de la lettre qu'il me fit l'honneur de m'écrire.

» ceux qu'a fait découvrir l'analogie, en restera-
» t-il beaucoup, en restera-t-il un seul ?... La mé-
» decine n'est pas, et malheureusement ne sera
» jamais une science exacte ; si elle voulait n'agir
» que d'après des procédés mathématiques, elle
» se suiciderait.

» La vaccine remplace la variole, et réciproque-
» ment; l'analogie paraît complète. Ainsi en l'ad-
» mettant, après un mûr examen des faits, loin
» d'être sorti des règles prescrites à un esprit sé-
» rieux, on s'y est ponctuellement conformé (1). »

3° Mais ce ne sont pas seulement mes raisonnements qui choquent M. le secrétaire, il en
veut encore à la langue que je parle : il ne com-
prend pas que je dise *ma doctrine.* Ce mot, je
pourrais pourtant le défendre. En effet, que veut
dire *doctrine*, sinon *sentiment, opinion ?* Quand j'ai
parlé de ma *doctrine*, c'est donc comme si j'eusse
dit mon sentiment, mon opinion ; c'est dans ce
sens que M. Merland lui-même l'employait en

______

(1) Cette dernière phrase répond à cette autre de M. Merland,
consignée dans son Rapport de 1845 : « Nous avons peine à com-
prendre qu'un esprit aussi sérieux que celui de M. Hullin se
déclare satisfait d'une explication qui ne repose que sur une
hypothèse. » (Voyez *Recueil admin. de la Vendée* de 1845,
page 208.)

1845 (1). Il est plus difficile aujourd'hui ; mais je ne puis voir dans ces puériles remarques qu'un persiflage tout à fait indigne de la gravité de la matière, et de l'organe officiel du comité de vaccine.

4° L'année dernière, M. Merland parlait des analogies en général entre la variole et la vaccine, et ces analogies lui paraissaient inadmissibles.

Cette année, il se ravise : il limite la question ; il n'envisage, dit-il, les deux éruptions que *sous la différence d'intensité de développement.* A cet égard, nous sommes plus près de nous entendre. Je ne dis pas que la vaccine soit susceptible de varier en développement, comme le fait la variole : à coup sûr, il n'y a pas en elle un degré d'intensité qui réponde, par exemple, à la variole confluente et mortelle ; mais parce que cette corrélation n'existe pas, est-ce une raison pour dire que la vaccine de 1844 m'a toujours donné une vaccine également forte ou également faible? Non certainement : je remarque, au contraire, expressément dans mon Mémoire de 1844, dont parle M. Merland, que sur cent vingt-un sujets, deux

(1) Voyez son Rapport de l'époque (*Recueil des actes admin. de la préfecture de la Vendée*, page 208, année 1845).

d'entre eux eurent une réaction fébrile non équivoque, et qu'un autre eut un engorgement des glandes du col et des aisselles, accidents, à la vérité, peu graves, mais enfin suffisants pour prouver que les effets de ce nouveau vaccin varient, comme, au reste, ceux de tous les autres.

Pour se donner les avantages de la comparaison, M. Merland dit que la variole donne tantôt la variole, tantôt la varioloïde et tantôt la varicelle.

Ici, j'arrête un moment mon adversaire, et je lui demande : Où donc avez-vous vu que la variole donne jamais la varicelle? Pour donner la varicelle, il faudrait que la variole fût de même nature. Or, il y a deux raisons également puissantes contre cette identité : l'une, c'est que l'inoculation mille fois tentée de la variole n'a jamais produit la varicelle, et réciproquement; l'autre raison, c'est que la varicelle ne tient jamais lieu de la variole, ni la variole de la varicelle.

Ce ne sont pas là des fautes légères, ce sont des erreurs graves, et on s'étonne, en vérité, de les rencontrer dans le secrétaire d'un comité de vaccine, c'est-à-dire dans un homme appelé à juger les travaux de ses confrères.

A l'égard de la varioloïde, oui, sans doute : elle peut produire des varioles graves; pourquoi? je

viens de le faire entendre, parce que variole et
varioloïde sortent l'une et l'autre du même virus,
et que ce virus se modifie suivant l'aptitude des
organisations sur lesquelles il se développe.

Mais je cesse encore une fois de m'entendre
avec mon confrère. Toujours pour faire ressortir
les analogies qui existent entre la vaccine et la
variole, il fait entendre que si la varioloïde naît
de la variole, la fausse vaccine est complétement
étrangère à la vraie. Erreur ! Erreur ! Il n'y a
qu'une seule cause capable de donner la fausse
vaccine, c'est la vraie. Tout ce qu'on a dit
des lancettes rouillées ou mal affilées n'a aucun
fondement. La vaccine vient fausse lorsque le
virus tombe sur des sujets qui ne sont pas dis-
posés à la recevoir ; mais encore une fois elle naît
de la même cause que la vraie, et la preuve c'est
que rien ne peut la suppléer, cette cause. A une
époque déjà reculée, le fils du célèbre physiolo-
giste Legallois se fit revacciner : la seconde opé-
ration ne lui donna que la fausse vaccine. Mais ces
pustules, il ne put les obtenir de l'inoculation
ni de la teinture de cantharides, ni du pus d'un
phlegmon, ni d'aucun autre stimulant.

Au contraire, le pus, la matière de la fausse vaccine reproduit la véritable vaccine, pourvu qu'elle

tombe sur un sujet disposé à la petite vérole, et qui est-ce qui n'y est pas disposé? Cette observation, je l'ai faite plusieurs fois, et je suis heureux de pouvoir dire que M. Bousquet l'a faite de son côté.

5° Ici, M. Merland cherche à me mettre en contradiction avec moi-même; parce que j'ai dit qu'au jugement de M. Fiard, le cowpox de 1844 aurait donné des pustules plus actives, il insinue que je suis du même avis.

Or, j'ai fait de mon côté des expériences avec le même vaccin, et je déclare formellement que j'ai obtenu des résultats différents de ceux de mon confrère de Paris.

Il me semble que ce n'était pas là donner mon assentiment; toutefois, M. Fiard, contredit par l'Académie, lui offrit de répéter ses expériences devant elle. L'Académie les répéta elle-même, et déclara de nouveau que le vaccin de 1844 ne l'emportait en rien sur le vaccin de 1836, après huit ans de circulation. C'était, comme on voit, la même conclusion que la mienne; mais le rapport de l'Académie est de 1845, et dès lors M. Merland voit pourquoi je n'ai pas pu le lui faire connaître en 1844.

Du reste, M. Merland avoue , *en toute humilité* , qu'il ne connaît rien de cette découverte que par mes travaux. C'est avouer implicitement qu'il ne lit pas les recueils de l'Académie royale de médecine. Oserai-je lui dire que c'est un tort, un tort d'autant plus grave que, par son titre , il est appelé à discuter les points les plus litigieux de la vaccine. Or, pour discuter , il faut connaître ; et peut-on se dire suffisamment éclairé quand on ne prend pas connaissance des travaux d'un tribunal où , chaque jour, se discutent et se jugent les découvertes les plus importantes de notre art ?

Il ne lit pas davantage, je suppose, les rapports de la même compagnie sur les vaccinations du royaume. Qu'il me permette cependant de le renvoyer à celui de 1844 ; il y verra, page 9, que les expériences de M. Fiard ne contrarient en rien mes opinions ; et peut-être enfin conviendra-t-il avec nous que, sous le rapport *de leur développement, comme sous tous les autres*, il y a des analogies frappantes entre la vaccine et la variole.

M. Merland dit que si mes confrères du canton de Mortagne sont de mon avis , ils y ont mis de la complaisance ; mais sans relever ce que cette supposition a d'injurieux pour eux , je demande à M. Merland si c'est aussi avec le dessein de me plaire que l'Académie a jugé comme nous le vaccin de 1844.

6° Après avoir réfuté sérieusement les erreurs de mon adversaire, m'arrêterai-je à sa digression sur la forme et la valeur du syllogisme? Est-ce bien ici le lieu de rappeler les notions les plus élémentaires de la logique? Mon Dieu! M. Merland le sait bien, on peut très bien disserter sur le syllogisme et raisonner fort mal. Il me semble que je le lui ai assez bien prouvé dans ma réponse : s'il connaît si bien les règles (1), pourquoi n'en fait-il pas une plus heureuse application? Pour moi, je me croirais assez bon logicien, si j'avais prouvé que, partout où M. Merland attaque mes opinions, il a mal raisonné ; que partout où il attaque ma personne, il m'a calomnié.

(1) C'est une supposition que je fais, et en cela du moins je me montre très généreux. Que M. Merland se relise et il verra que toutes les fautes qu'il me reproche, je peux les tourner avec avantage contre lui.